ÉTUDE SCIENTIFIQUE

DE LA PEAU.

Paris. — Typographie de Firmin Didot frères, rue Jacob, 56.

ÉTUDE SCIENTIFIQUE

DE LA PEAU.

Iʳᵉ SÉRIE.

ANATOMIE ET PHYSIOLOGIE

DU DERME ET DES BULBES PILIFÈRES;

LEUR EXCITABILITÉ SOUS L'INFLUENCE ÉLECTRIQUE,

PAR

LE DOCTEUR

M. B. LAURENTIUS,

MÉMOIRE PRÉSENTÉ A L'ACADÉMIE DES SCIENCES,

Dans sa séance du 29 janvier 1855.

COMMISSAIRES :

MM. FLOURENS, MILNE EDWARDS, DE QUATREFAGES.

> Il existe des maladies d'autant plus
> affligeantes qu'elles portent en elles
> le ridicule.
>
> HEUSINGER.

PARIS,

CHEZ FIRMIN DIDOT FRÈRES, ÉDITEURS,

ET CHEZ LAMBERT, CHIMISTE,

RUE DE RIVOLI, 104.

1855.

INTRODUCTION.

La physiologie de la peau, au point de vue plastique, est une étude nouvelle.

Elle embrasse toute une série de fonctions délicates, et comprend des organes dont on a prétendu posséder la thérapeutique, avant d'avoir éclairé l'histoire du derme et de ses altérations.

Ainsi, le problème des sécrétions pilifères semble trouver, chaque jour, une solution; les spécifiques se multiplient, et la physiologie des bulbes reste ignorée.

Le mémoire que nous publions est peut-être la première investigation sérieuse de la science, dans une question dont chaque génération s'est préoccupée depuis des siècles. Nous devons à l'extrême bienveillance de M. Laurentius de pouvoir donner ici des aperçus, aussi nouveaux qu'intéressants, sur l'anatomie du derme et l'histoire organique des bulbes pileux.

Des travaux dont la nature comportait les mêmes recherches nous mirent en rapport avec cet anatomiste dans le cours de nos mutuelles expériences.

Le hasard nous avait découvert, en 1847, le rôle considérable de l'électricité dans les fonctions de la peau; le hasard nous fit rencontrer, en 1849, le Dr Laurentius, qui cherchait la loi organique des phénomènes que nous avions simultanément observés.

Parmi nos études, les plus intéressantes et les plus fertiles avaient été celles qui se rapportaient à cette puissance universelle de l'électricité, d'où surgissent journellement tant de merveilles.

Les résultats si extraordinaires de cet agent mystérieux nous avaient révélé des procédés thérapeutiques du plus vif intérêt.

En remplaçant les instruments connus par diverses applications d'électricité dynamique, nous obtenions des courants faibles et continus, qui s'assimilaient avec une grande facilité à l'électricité organique ; mais nous avions en vain demandé à l'analyse la raison physiologique de nos expériences.

Bien qu'ayant suivi une route différente, M. Laurentius nous rencontra au même point, mais l'ingénieux praticien avait sondé et résolu en partie le problème des phénomènes qui se produisaient, encore confusément, à nos yeux.

Nous avons poursuivi de concert, durant plusieurs années, l'étude curieuse de l'innervation du derme, mais nous n'osions pas considérer nos investigations comme une source féconde pour le Dr Laurentius.

En mettant nos documents, nos observations et nos épreuves à la disposition du savant physiologiste, nous avons fait nos efforts pour concourir au succès de ses travaux; mais nous ne méritons pas la part de collaboration importante que l'affectueuse modestie de l'auteur nous attribue si généreusement.

LAMBERT, chimiste.

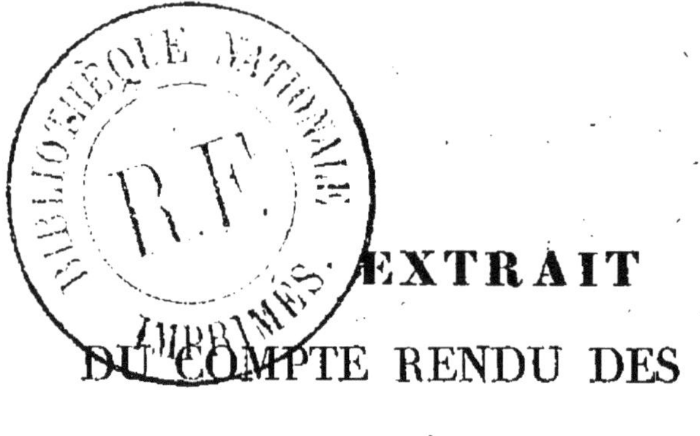

EXTRAIT

DU COMPTE RENDU DES SÉANCES

DE L'ACADÉMIE DES SCIENCES.

29 janvier 1855.

PHYSIOLOGIE. — *Étude anatomique du derme, nouvel aperçu physiologique de ses sécrétions. Son excitabilité sous l'influence électrique; par M. Laurentius.*

(Commissaires : MM. Flourens, Milne Edwards, de Quatrefages.)

« En 1832, un médecin écossais, G. Schmit, employa, dans le traitement d'une anesthésie partielle de la peau, diverses subs-

tances minérales, et remarqua une suractivité anormale des bulbes sur toute la surface
du corps. Le même traitement détermina
plusieurs fois des phénomènes analogues,
qui excitèrent vivement son attention.

« Ces observations, qui nous furent com-
muniquées et qui constituent le point de
départ de nos travaux, n'étaient point d'ailleurs tout à fait neuves pour la science : un
médecin français, M. Bricheteau, avait publié un fait identique, et plusieurs singula-
rités de ce genre avaient, dans nos hôpitaux, éveillé l'attention des praticiens.

« Plus tard, des observations qui nous
étaient propres ramenèrent notre attention
sur cette question, qui révélait un nouveau
genre d'influence de l'électricité, et nous
conduisirent à chercher, dans l'étude physiologique et anatomique de la peau, le
mode d'action de ce principe.

« Les anatomistes ont décrit le derme, ses productions, leur appareil nutritif et leurs mutations à certaines époques et sous diverses influences. Mais les motifs de ces mutations, le mode d'action des influences qu'ils constatent, la suractivité ou le ralentissement des sécrétions dont ils ont observé les organes, tout cet historique des phénomènes naturels et morbides n'avait point été approfondi.

« Il ne suffisait pas cependant d'avoir fait connaître l'admirable structure des appareils sécréteurs ; il restait, et ce point n'était pas moins intéressant, à montrer comment, à l'aide de ces organes, un poil se nourrit, grandit, se colore..... Nous exposerons ici, en peu de mots, les principaux résultats auxquels nous ont conduits nos recherches au double point de vue de l'anatomie et de la physiologie.

« L'acte physiologique de la production d'un poil dans le bulbe est double : une partie des organes du bulbe sécrétant la matière cornée ; l'autre partie, la matière colorante.

« Les nerfs qui se rendent au bulbe, quoique sous la même enveloppe, ont deux fonctions distinctes et indépendantes, dont l'une peut subir une altération sans que l'autre soit atteinte ; ainsi, un poil peut tomber, tout en demeurant imprégné de la substance colorante, de même qu'un poil peut croître et conserver sa solidité, bien qu'ayant perdu complétement son principe colorant.

« Il existe dans le derme des bulbes imcomplets, implantés superficiellement dans la peau, recevant peu de vaisseaux et ne produisant qu'un poil rudimentaire ; et des bulbes complets, implantés profondément, pénétrant quelquefois par leur base dans le tissu cellulaire sous-cutané, et recevant des nerfs, des artères, des veines, des vaisseaux lymphatiques; ces bulbes produisent des poils développés, qui diffèrent selon les races et les tempéraments et occupent des places distinctes.

« Généralement, les bulbes complets seuls sont altérés par l'âge, la maladie, des sueurs abondantes, des fatigues, des affections syphilitiques, etc.

« Une fois altérés, ils ne produisent plus qu'un poil rudimentaire, ou bien les parois de la cavité dermoïde se soudent, les appareils de circulation s'atrophient, et tous les moyens curatifs deviennent impuissants.

« Lorsque la vitalité des bulbes complets est atteinte, ces altérations ont, le plus généralement, pour cause des désordres sensibles dans l'équilibre des fonctions nerveuses, et un ralentissement prolongé de l'innervation périphérique, ou bien le bulbe lui-même se trouve compris dans une désorganisation générale : ulcères, affections cutanées, etc.

« Deux liquides mélangés, renfermant des sels minéraux, pouvant réagir l'un sur l'autre, produisent de l'électricité en se décomposant.

« Un liquide contenant un sel minéral, altérable au contact de l'air, développe également de l'électricité, durant cette décomposition.

« Quand il s'opère un dégagement électrique dans un endroit où se trouve une tige conductrice, l'électricité fuit aux deux pôles de cette tige.

« Or, si, sur une partie du corps occupée par des poils, on répand simultanément, ou à court intervalle, une liqueur métallique, oxydable à l'air, ou deux liquides minéraux pouvant se décomposer réciproquement, il se produira une certaine quantité d'électricité en rapport avec l'action chimique.

« Alors le poil devient corps conducteur: l'électricité négative s'échappe par la pointe libre, l'électricité positive se condense dans l'autre extrémité épanouie, dans le bulbe.

« L'électricité localisée rappelle dans les muscles paralysés ou atrophiés l'innervation absente. Elle renouvelle la vitalité du muscle, si aucun obstacle mécanique ne s'y oppose.

« Si l'on conduit de l'électricité dans le poil jusqu'à l'intérieur du bulbe, il s'y produit une innervation régénératrice. La sécrétion, ainsi renouvelée ou remarquablement activée, peut conduire à une reproduction normale définitive.

« L'application, sur une partie pourvue de bulbes complets, d'un ou de deux liquides métalliques produisant de l'électricité, rappelle la vitalité éteinte, quelle que soit la cause des altérations du bulbe. Cette innervation artificielle s'ajoute à l'innervation normale, en même temps qu'elle la rappelle.

« Sous cette double excitation, la sécrétion du bulbe augmente momentanément par un afflux rapide, et détermine une dilatation de l'artère, qui le plus souvent est oblitérée en partie.

« En vertu de cette double action, un poil rudimentaire peut recouvrer sa vigueur primitive ou sa coloration accidentellement altérée, et un bulbe atrophié peut subvenir à une nouvelle reproduction, suivant la gravité des altérations qu'il a subies. »

MÉMOIRE.

l.

VIVIFICATION DU DERME PAR L'ÉLECTRO-DYNAMIE.

Messieurs,

Nous avons l'honneur de soumettre à votre appréciation un système d'électrisation appliquée à l'innervation du derme.

L'électricité est, vous le savez, une des influences dominantes de l'organisme humain, et l'influx nerveux, son agent le plus subtil.

Incessamment exposé aux vicissitudes atmosphériques, l'homme est l'objet d'une élaboration électro-chimique, qui fait osciller sans cesse l'équilibre des fonctions vitales ; aussi, l'électricité, dans ses rapports avec la pathologie, est-elle un vaste champ, ouvert aux investigations de l'avenir.

Chaque jour, depuis cinquante ans, la science découvre des aperçus nouveaux dans ces régions encore mystérieuses.

Un fait minime, plus souvent le hasard, révèle des analogies remarquables, car il n'est pas, dans l'étude des phénomènes de la nature, de détails puérils : aussi n'hésitons-nous pas, Messieurs, à appeler votre attention sur des observations qui peuvent ajouter une page de plus à l'histoire physiologique de l'homme, et présenter d'utiles applications.

Les premières observations concernant

la suractivité du derme sont dues au docteur G. Schmit; elles ont été notre point de départ. Nous ferons, en peu de mots, l'historique du fait qui révéla au docteur Schmit l'action particulière de certaines substances sur le derme et les bulbes.

Le docteur G. Schmit est célèbre, en Angleterre et surtout en Écosse, par ses travaux sur le choléra asiatique. Il vint à Paris, en 1833, pour faire part de ses observations aux savants français.

Nous nous trouvions à Paris à cette époque, et nous voyions fréquemment le docteur Schmit. Ce fut alors qu'il nous parla de remarques curieuses qu'il avait faites sur les modifications du derme, à la suite d'un phénomène bizarre qu'il avait observé dans sa clientèle.

Dans une anesthésie partielle de la peau, chez une jeune femme hystérique, il avait employé des lotions composées de divers sels minéraux. Il fut très-surpris, dans le cours du traitement, d'observer, à la surface de la peau, une espèce de petit grésil, d'où bientôt surgit un duvet, qui prit rapidement une extension et une force remarquables. Il fut obligé de recourir aux épilatoires pour le faire disparaître.

Le même traitement ayant déterminé plusieurs fois des phénomènes analogues, le docteur Schmit voulut se rendre compte de cette singularité. Il fit avec soin, sur divers sujets, plusieurs essais, qui, malgré leur incertitude, excitèrent vivement son intérêt. Il nous citait un fait identique, qui avait été observé et publié par le docteur Bricheteau, médecin en chef de l'hôpital Necker.

Nous reproduisons textuellement cette observation, relatée dans les *Annales françaises de médecine* :

« Une jeune femme, ayant la peau très-
« blanche et les cheveux d'un noir foncé,
« convalescente, depuis quelque temps, d'une
« gastro-entérite chronique, s'aperçut un
« jour que toute la surface de sa peau, au
« tronc et aux membres, était hérissée d'une
« multitude de petites élevures coniques,
« très-analogues à celles qui se manifestent
« par l'impression du froid. Au bout de
« quelques jours, ces petites saillies pa-
« rurent colorées, et l'on ne tarda pas à
« remarquer à leur sommet un poil, qui,
« d'abord très-court, s'accrut rapidement
« et de telle sorte, qu'en un mois toute la
« surface du corps et des membres, à l'ex
« ception des mains et de la face, fut en-
« tièrement velue. Ce développement acci-
« dentel est d'autant plus remarquable,
» que la production des bulbes pilifères a

« eu lieu ainsi simultanément dans toute
« l'étendue de la peau. »

(Tom. xvii, p. 261, *Annales de médecine.*)

Nous avions complétement oublié les
observations de M. Schmit, lorsqu'elles
nous furent rappelées par des faits qui nous
sont personnels, et qui se produisirent simultanément sur des végétaux et sur plusieurs sujets soumis à nos études.

Sous l'influence électro-chimique, des
oignons de jacinthe acquéraient une puissance de végétation singulière, qui cessait
subitement, suivant que l'action électrique
était modifiée.

Les journaux allemands ont relaté des
épreuves de cette nature, faites à Paris
assez récemment, et démontrant l'action
hâtive de l'électricité dans l'accroissement
des végétaux.

Du reste, nos botanistes les plus distingués affirment que la germination est, en grande partie, produite par l'électricité qui se dégage pendant la transformation de la fécule en dextrine.

Au moment où nous commencions à préciser nos remarques, un de nos anciens confrères de France, le docteur Duplessis, observait, à la Charité, que, dans un cas de fracture, une jambe, soumise à des lotions saturnines prolongées, s'était recouverte, en peu de temps, de villosités nombreuses. Le même fait avait été constaté fréquemment, en Angleterre, dans le service de M. Burkett, et, dans nos hôpitaux, des affections de la peau, traitées par des sels de cuivre, avaient donné des résultats plus positifs encore.

Plus tard, dans un voyage que nous fîmes à Paris, en 1849, un chimiste français, M. Lambert, nous communiqua des observations bien autrement concluantes, et basées sur une série d'études physiologiques du plus vif intérêt.

Il était donc évident que, sous l'influence de substances métalliques, tout l'appareil cutané se trouvait particulièrement excité. D'autre part, la suractivité déterminée chez les végétaux par les mêmes agents faisait pressentir que chez l'homme, comme dans la plante, les mêmes analogies procédaient d'un fait identique, l'électricité. Telle était, du reste, l'opinion de M. Lambert.

Il fallait donc chercher, dans l'étude physiologique et anatomique, le mode d'action de ce principe et la cause des perturbations observées.

Or, les connaissances acquises jusqu'à ce jour sont purement anatomiques; et, bien que des savants illustres, tels en France que : Alibert, Boyer, Bichat, Blandin et Orfila, aient fait sur cette matière des études fort intéressantes, elles ne traitent guère que de l'histoire organique du derme.

Les Allemands ont porté plus loin leurs recherches. Albinus, Ludwig, Ledermüller, Künckel, ont poussé leurs travaux anatomiques jusqu'aux limites de la physiologie, mais sans aborder le sujet sous cette face nouvelle : tout restait donc à faire à ce point de vue.

Les anatomistes ont décrit le derme, ses productions et leurs appareils nutritifs ; ils ont étudié l'implantation du poil dans le derme, ses mutations à certaines époques et sous diverses influences ; mais les motifs de ces mutations, le mode d'action des influences qu'ils constatent, la surexcitation ou l'inertie des sécrétions dont ils ont observé les organes, tout cet historique subtil des phénomènes naturels et morbides n'a point été approfondi.

Après avoir décrit l'ingénieuse structure des instruments sécréteurs, il était non moins intéressant d'expliquer comment, à l'aide de ces organes, un poil se nourrit, grandit, se colore; comment, sous une influence maladive ou par suite de l'âge, il se décolore et périt; comment il peut se détacher du bulbe, sans que sa couleur s'altère, et conserver sa vitalité, tout en perdant sa coloration.

L'histoire médicale constate quelquefois des faits graves, sans chercher à les éclairer par l'analyse.

Ainsi, Alibert cite des exemples où des cheveux, de blonds qu'ils étaient, sont devenus noirs, et de bruns sont devenus rouges.

Boyer (*Maladies de la peau*, tome III, p. 730) écrit « qu'il a observé, sous l'in-

« fluence d'accès fébriles, une transition
« momentanée de la couleur blonde au rouge
« fauve ; » et il raconte « que des vieillards,
« blanchis par l'âge, ont vu leurs cheveux
« reprendre la couleur qu'ils offraient pen-
« dant la jeunesse. »

Nous regrettons qu'Orfila, en écrivant, dans ses *Annales d'hygiène et de médecine légale*, des pages si ingénieuses sur la coloration des productions pilifères, appliquées aux questions d'identité, n'ait point essayé de pénétrer ces curieux phénomènes.

L'histoire naturelle des animaux contient des analogies non moins singulières et aussi peu expliquées.

Bichat dit, dans l'*Histoire de la vie et de la mort*, « que, chez un grand nombre
« d'animaux, le pelage, devenu blanc en
« automne, ne prend sa couleur caractéris-
« tique qu'au printemps. »

La donnée du principe électrique était là tout entière.

L'observation que l'anatomiste signale, dans le même ouvrage, au sujet de l'appauvrissement des organes pilifères chez l'eunuque, était un pas de plus dans cette voie.

Nos anatomistes allemands l'ont côtoyée de plus près encore, et c'est à leurs travaux, d'une précision scrupuleuse, que nous devons les meilleurs documents de nos études.

Mais ici, comme ailleurs, la question physiologique est demeurée indécise, et ils ont signalé l'existence de l'influx nerveux, sans en déterminer la nature et l'action.

Or, l'influx nerveux, c'est l'électricité organique. Avec le principe de l'électricité, tous les phénomènes bizarres dont nous donnons un rapide aperçu s'illuminent; la question de physiologie se dénoue sans effort, et nos expériences s'expliquent par la logique des faits.

Permettez-nous, Messieurs, d'exposer sommairement les bases anatomiques sur lesquelles repose l'étude curieuse de la physiologie du derme, et de ses modifications par l'électro-dynamie.

II.

COUP D'OEIL ANATOMIQUE SUR LE DERME.

LE BULBE ET SES ORGANES SÉCRÉTEURS.

Le *derme* ou *chorion*, *cutis* des Latins, constitue la couche profonde de la peau. Il se compose d'un tissu fibro-élastique, qui contient, dans ses mailles, — les papilles et toutes les ramifications nerveuses qui viennent s'épanouir dans la peau, — des artères, des veines, — des vaisseaux lymphatiques,

— les glandes sudorifères et sébacées, — les follicules ou bulbes pileux.

Le derme est donc le laboratoire des sécrétions cutanées; l'épiderme en est le tégument insensible : c'est une cuirasse qui le revêt et le protége.

L'étude anatomique du derme est fort curieuse, mais nous ne pourrions que rappeler ici des travaux universellement connus. Nous nous bornerons, Messieurs, à décrire spécialement l'appareil folliculaire, qui sert de base à nos inductions.

Indiquons succinctement quelques données élémentaires.

Les poils sont des produits filiformes, déliés, flexibles; ils diffèrent par leur couleur, leur longueur et leur diamètre. On les nomme cils, sourcils, barbe ou cheveux, suivant la région qu'ils occupent.

Le follicule ou bulbe constitue leur organe producteur.

La surface du corps de l'homme, en raison de sa sensibilité tactile, est recouverte d'un duvet fin et court, à l'exception de la plante des pieds et de la paume des mains; il diffère en cela des animaux chez lesquels le développement du système pileux sert de protection extérieure.

Chez l'homme, ce développement est affecté à certaines régions, telles que : la tête, les arcades sourcilières, les parties sexuelles, etc.

Les cheveux, les cils et les sourcils existent chez le fœtus, dès le cinquième mois.— Les anatomistes ont constaté ce fait : que l'embryon est revêtu d'un duvet épais, qui disparaît après la naissance.

Suivant la diversité des races et des tempéraments, le système pileux et les cheveux,

en particulier, présentent des variétés remarquables : les uns sont longs, soyeux et
fins; d'autres, volumineux et roides, ou cré-
pus et courts.

Les cheveux de la femme sont, ordinairement, plus abondants et plus longs que ceux
de l'homme. « Comme si, dit Müller, le
« système pileux, moins développé dans les
« autres parties du corps, concentrait son
« activité sur le cuir chevelu. »

Leur couleur diffère suivant les tempéraments et les races. Le noir, le blond et le
rouge feu généralisent les diverses variétés
de coloration.

La nuance blonde est particulière aux
habitants du Nord et aux tempéraments lymphatiques et sanguins; la couleur noire,
aux habitants du Midi et aux tempéraments
bilieux et sanguins; le rouge feu n'appar-

tient à aucun tempérament d'une manière spéciale.

Le pigment de la peau est, ordinairement, en rapport avec la couleur des cheveux; cependant on rencontre parfois des anomalies frappantes.

III.

DES BULBES.

Les anatomistes diffèrent sur la significa-
tion des mots *bulbe* et *follicule*.

Malpighi appelle *capitulum pili* ce que
nous appelons bulbe, et bulbe ce que nous
appelons *follicule*.

Selon Albinus, Ledermüller, Ludwig et
Kunckel, le bulbe est cette portion du folli-

cule où s'implantent les pilosités, et dans laquelle se rendent des nerfs, des artères et des vaisseaux lymphatiques.

Heusinger, dont les savantes études sur cette matière ont servi de base à tous les anatomistes modernes, appelle *follicule* le bulbe et toutes les parties qui enveloppent la racine du poil. Nous comprenons le mot *follicule* dans ce dernier sens. — Du reste, cette dénomination est adoptée par les professeurs français Blandin et Cruveilhier.

(Blandin, *Anat.*, tome I, p. 668. Cruveilhier, *Anat. descriptive*, tome IV, p. 31.)

Le follicule est donc cette capsule, ouverte plus ou moins profondément dans la peau, et tapissée en partie par une couche d'épiderme, qui, arrivée à sa base, se replie sur la racine du poil sans y adhérer complétement; elle en est séparée par un liquide rougeâtre observé par Heusinger.

Au centre inférieur du follicule, s'élève une papille conique, courte et pulpeuse, plus colorée et plus molle à son sommet qu'à sa base; cette papille constitue le bulbe.

Au milieu de cette pulpe, viennent aboutir des vaisseaux capillaires, artériels et veineux, des vaisseaux lymphatiques et des nerfs, qu'on peut suivre jusqu'à leur entrée dans le bulbe, où ils viennent se confondre dans la région pulpeuse.

C'est la portion essentiellement productive du poil. L'appareil organique de l'alvéole dentaire peut donner une idée de cette disposition.

Toutes les fois que le bulbe renferme toutes les parties que nous venons d'énumérer, il est placé profondément dans le derme, et souvent traverse le tissu cellulaire sous-cutané; il est destiné à produire un poil d'une vitalité continue.

Ce bulbe, complet et essentiellement vi-
vace, ne se rencontre que dans les parties
destinées à être protégées par des pilosités
qui prennent le nom de cheveux, sourcils, etc.

Dans le reste du corps, le bulbe est placé
superficiellement dans la peau, et il est diffi-
cile d'y rencontrer les éléments de vitalité
dont nous avons parlé plus haut. De là des
sécrétions moins abondantes, ce qui explique
la différence du duvet et des poils, malgré
des organes semblables en apparence.

IV.

STRUCTURE DU POIL.

HISTOIRE PHYSIOLOGIQUE DE SA PRODUCTION.

Suivons la formation du poil dans les fonctions de vitalité du bulbe complet.

Il est vraiment admirable de rencontrer, dans cette capsule microscopique, tous les éléments organiques et tous les mouvements vitaux propres à constituer l'existence d'une individualité entière.

Le grand nombre de vaisseaux et de nerfs qui se rendent aux parties où les follicules sont vigoureux prouve combien la nutrition doit être active, et combien peuvent être rapides les ravages qui s'opèrent dans leur sécrétion par les appauvrissements maladifs.

Comme tous les organes, le bulbe est chargé de sécréter.

Il élabore, avec les liquides apportés par les vaisseaux, une substance onctueuse, qui se dépose à la surface de la papille, se moule sur son sommet, et peu à peu durcit à sa circonférence.

Au-dessus de ce premier gisement, se dépose graduellement une seconde couche conique, qui se durcit encore, et forme un nouvel étui, complétement imbriqué dans le premier.

Ces imbrications successives donnent naissance à une sorte de tube, circulairement strié à chacune des soudures, et constituent le poil.

Le poil présente, outre les stries circulaires, des nervures longitudinales, qui peuvent s'observer à l'œil nu dans la soie du sanglier. Cette double disposition est très-sensible dans la structure des ongles, et dans la ciselure des cornes du bélier.

A sa périphérie, l'étui corné est un produit inerte; il constitue la surface dite corticale.

Cette surface est incolore, transparente et, pour ainsi dire, indépendante de la partie interne, de sorte qu'un cheveu ne doit sa coloration qu'à sa substance intérieure.

Le centre de l'étui corné ne participe pas de l'induration des parois; il est alvéolaire, et semble se résumer en une colonne de matière pulpeuse, dite médullaire; c'est une sorte de moelle soudant les étuis les uns aux autres et les faisant tous communiquer. Elle est imprégnée par la substance colorante, substance empruntée au pigment de la peau et à base métallique. C'est l'élément essentiellement délicat du poil.

Le bulbe, à son état normal, est donc doué d'une double vitalité, sécrétant d'une part la matière cornée, et d'autre part la substance médullaire.

Ces deux sécrétions s'opèrent simultanément : l'une produit le cheveu, l'autre le colore.

Il résulte de ce double mécanisme un fait très-intéressant : c'est qu'une altération partielle des fonctions du bulbe peut détruire la couleur d'un cheveu, sans nuire à son existence proprement dite ; de même qu'il peut tomber, tout en conservant sa coloration, que le desséchement rend inaltérable.

Nous nous permettrons une digression, qui fera comprendre la division du mécanisme des nerfs.

Un trajet nerveux peut renfermer, sous la même enveloppe, des fibres juxtaposées, entièrement semblables, à l'œil nu et au microscope, et dont les fonctions sont cependant très-différentes.

Ainsi, parmi les nerfs, les uns perçoivent des sensations, les autres, entièrement insensibles, ne font que présider à un acte vital. Voici un exemple :

Le nerf optique forme, par son épanouissement, toute la base de l'œil, sous le nom de rétine. En laissant le nerf intact, on peut couper toutes les parties environnantes, sans que l'œil perde rien de la perception des objets ; mais, que le nerf optique soit attaqué, l'œil cesse de voir à l'instant. Coupez le nerf optique

chez un animal, il cesse de voir, sans mani-
fester une souffrance appréciable, car le
nerf optique est uniquement chargé de l'acte
visuel; mais pincez, à côté, le plus petit filet
nerveux présidant à la sensibilité et au mouvement de la paupière, l'animal pousse des
cris et révèle de vives souffrances.

Les fonctions de ces nerfs, qui semblent
liés ensemble, sont donc parfaitement distinctes. Ces deux actions se rencontrent également parmi les nerfs chargés des sécrétions.
Ainsi est-il des nerfs qui se rendent aux
bulbes, et dont la double action s'opère
isolément, malgré l'étroite enveloppe qui
les réunit.

Avant de passer aux inductions qui procèdent des faits anatomiques, constatons le
grand principe électrique qui préside aux
sécrétions des organes et à tous les mouvements vitaux. La physiologie va nous ex-

pliquer comment il emploie les instruments que nous venons de décrire, et comment il peut être modifié ou interrompu dans ses fonctions.

V.

Dès le début de nos études sur les productions épidermiques, nous avons pu nous convaincre que le système pileux, en apparence si insensible aux modifications de l'organisme général, était soumis à des influences multiples, et particulièrement aux influences qui participent des phénomènes électriques.

Il y a longtemps que Bichat, dans l'*Histoire de la vie et de la mort*, avait fait, en analysant le secret de la structure humaine, diverses observations, qui, bien qu'à un autre point de vue, rentrent complétement dans nos études et dans nos conclusions. Il cite ce fait : « que, dans le fœtus, les che-
« veux sont d'abord blancs et ne se colorent
« que successivement, » c'est-à-dire suivant la gradation innervatrice.

C'est une preuve de plus, et une preuve anatomique, en faveur de la distinction qui existe entre les deux fonctions du bulbe, l'une produisant la matière corticale incolore, l'autre sécrétant la substance colorée.

Bichat, dans le même ouvrage, appelle l'attention sur ce fait caractéristique, déjà cité : « que, chez un grand nombre d'ani-
« maux, les poils, devenus blancs ou gris en
« automne, ne prennent leur couleur qu'au

« printemps. » Or, nous avons pu, à l'aide de l'électricité dynamique, activer et rétablir, bien avant cette époque, la coloration du pelage de plusieurs animaux hibernants.

L'électricité est donc au moins un des moteurs de ce phénomène.

En effet, remarquons que cette coloration, constatée par l'anatomiste, se produit au printemps, c'est-à-dire à l'époque du rut chez les animaux. Or, l'époque du rut est une période essentiellement électrique; elle se produit sur les bulbes pilifères avec une surprenante énergie.

Ils participent, en ce moment, d'une innervation surabondante, qui se porte sur les organes caractéristiques des races et des genres.

C'est au printemps que les oiseaux revêtent leur plumage le plus coloré; il est même

certaines nuances, particulières aux mâles,
que les jeunes oiseaux n'acquièrent que vers
le temps où ils construisent leur premier nid.
— La crinière du lion apparaît à l'époque
de l'accouplement. — Ainsi pour le bois du
cerf, qui prend, chaque année, ses branches nouvelles ; ainsi du serpent, qui change
de peau à chaque période de la reproduction.

Comme toute la nature, l'homme participe de cette incandescence des forces vitales, et, bien que les phases de sa vie soient
plus lentes, il subit, à son heure, des influences analogues.

Le moment de la puberté constitue pour
lui une transformation complète. Sous l'action du même principe innervateur ou électrique, la voix se modifie, la sécrétion des
bulbes pileux s'active vers les organes sexuels,
qui se développent et se complètent.

A ce premier effluve de l'électricité

chez l'homme, en succède un autre non moins actif, à l'époque de la virilité, c'est-à-dire à l'instant où l'influx nerveux acquiert toute son énergie ; c'est alors que la barbe pousse, que les aisselles se couvrent de poils, et que la force vitale rayonne du centre à la périphérie du corps.

Il est donc manifeste que l'influx électrique exerce sur l'appareil pilifère une influence considérable. « L'eunuque, chez « lequel la puissance électrique est profon-« dément altérée, a les membres lisses et le « visage presque imberbe. » (Heusinger.)

Un accident, une maladie, qui attaquent les organes de la virilité, détruisent l'activité des bulbes : la barbe disparaît progressivement et le timbre de la voix s'altère.

Puissance électrique et vigueur du système pilifère sont deux faits intimement liés et constatés dès les temps antiques.

Homère dit, en parlant d'Achille : δασυσθητος Ἀχίλλευς.

La Bible, dans l'histoire de Samson, attribuait à sa crinière de lion le secret de sa force. Le peuple a conservé cette tradition symbolique de la vigueur, et il existe un dicton vulgaire qui la résume avec une brutale énergie.

Il ne faudrait pas considérer comme une objection le fait de certaines natures nerveuses, chez lesquelles les sécrétions pilifères sont en désaccord avec la faiblesse de l'organisation. Les bulbes, dans ces conditions, se trouvent doués d'une suractivité anormale, puisque le principe de leur alimentation est une action nerveuse ; nous dirons plus : l'excès de leur sécrétion se produit alors aux dépens des autres organes, dont ils absorbent en partie la vitalité.

La médecine a pu constater fréquemment

cette observation physiologique que, chez les femmes d'un tempérament nerveux et faible, des cheveux abondants, et surtout de couleur foncée, déterminent quelquefois un épuisement général.

Dans ce dernier cas, l'activité des bulbes est absorbante au détriment de l'organisme; dans d'autres, au contraire, elle sert d'exutoire au bénéfice de l'individu.

Ainsi, parmi les hommes et les femmes voués au célibat dans des conditions d'austérité, l'activité du système pilifère se développe avec vigueur, l'organisme n'ayant point à subvenir aux dépenses excessives que nécessitent les fonctions génératives.

Les chasseurs qui font le commerce des fourrures sont loin d'ignorer qu'après la période du rut, le pelage des animaux s'appauvrit et n'a que peu de valeur.

Il existe, dans la race humaine, une

analogie que nous n'oserions aborder, si nous n'étions point en présence d'une société savante.

Ainsi, l'on rencontre des sujets, en grand nombre, qui, bien que doués de toute puissance et de toute énergie virile, présentent une débilité naturelle du système pilifère, ou bien subissent de bonne heure des appauvrissements notables, perdent leurs cheveux ou blanchissent avant l'âge, sans s'être livrés jamais aux débauches et aux épuisements.

Mais il est bien plus ordinaire de voir des excès vénériens, prématurés ou prolongés, déterminer ces désordres ; et, dans le premier cas même, s'il était possible de remonter aux sources héréditaires, peut-être trouverait-on, comme antécédents, des parents déjà avancés en âge, quand l'enfant a pris naissance, ou des parents jeunes, dont la constitution a été compromise par des maladies ou des excès.

Ces désordres peuvent se transmettre à plusieurs générations : de là la difficulté d'en constater l'origine.

La persistance de la sollicitude maternelle pourrait, nous n'en doutons pas, combattre avec succès des accidents de cette nature, par l'application artificielle de l'électricité ; car c'est surtout dans ces circonstances que l'expérience nous a démontré l'efficacité de l'électricité dynamique, qui, remplaçant artificiellement l'innervation disparue, ramène la vitalité dans des bulbes qui l'ont perdue depuis longtemps.

Nous rappellerons, à ce sujet, une particularité acquise à la science, et qui démontre avec quelle rapidité la sécrétion des bulbes peut être modifiée par l'électricité artificielle.

On remarque toujours, après un traitement minéral interne, chez les natures lymphatiques et appauvries, une coloration plus
intense des cheveux, qui reprennent une
teinte moins foncée, après cessation du traitement, c'est-à-dire au moment où ils sont
privés du surplus d'électricité qu'ils em-
pruntaient aux agents métalliques intro-
duits dans l'économie.

Mais, avant d'arriver à l'application de
nos principes, il est nécessaire d'étudier
les modifications de l'influx électrique et des
sécrétions pilifères, sous l'influence de la
maladie.

VI.

MODIFICATION DE L'INFLUX NERVEUX ET DES
SECRÉTIONS PAR L'ACTION MORBIDE.

APPAUVRISSEMENT DE LA VITALITÉ DU BULBE.
CHUTE DES CHEVEUX.

Avant d'aborder l'étude physiologique des phénomènes déterminés dans les sécrétions des bulbes par l'état morbide, nous croyons devoir signaler une erreur assez commune, qui attribue à l'état maladif un accroissement rapide et anormal des che-

veux ou de la barbe, par suite d'une préten-
due suractivité de l'appareil pileux.

On a cru pouvoir faire la même remarque
à propos des cadavres embaumés, chez lesquels la barbe paraissait s'être accrue, après
la mort, d'une manière sensible.

Lors de l'exhumation du corps de Napo-
léon, à Sainte-Hélène, les assistants virent
avec surprise qu'il avait le visage couvert
d'une barbe épaisse et longue de plus d'une
ligne.

Or, il est relaté au procès-verbal du
décès qu'il avait été rasé le jour même de
sa mort.

Des faits nombreux de ce genre ont été
mentionnés comme preuve de l'activité pos-
thume des bulbes, tandis que c'est là un fait
purement mécanique.

Dans les cadavres conservés, tous les principes humides des tissus venant à disparaître,

il s'opère un retrait et un desséchement des fibres, qui met à nu et rend parfaitement visible la partie du poil que le tissu adipeux tenait renfermée dans sa gaîne. Il en est de même dans les appauvrissements maladifs qui produisent la maigreur et l'affaissement du derme.

Ce fait n'a rien de plus extraordinaire que de voir des roseaux prendre une plus grande longueur apparente par le desséchement d'un étang.

L'état morbide produit souvent, il est vrai, une surexcitation de la peau, à la suite de laquelle les sécrétions des bulbes sont plus actives. Ce phénomène tient à l'excitation fébrile, qui développe momentanément le rayonnement de l'influx nerveux. Ainsi, Boyer raconte, comme nous l'avons déjà dit, *Maladies de la peau*, tome III, p. 730, « qu'il a observé, sous l'influence d'accès fé-

« briles, une transition momentanée de la
« couleur blonde au rouge fauve. »

Mais il tombe sous le sens que ces jets
anormaux d'électricité sont momentanés, et
que, après un intervalle plus ou moins res-
treint, la réaction s'opère d'une manière
d'autant plus rapide que les organes, ayant
perdu plus de force, ont besoin d'une
concentration très-énergique des principes
innervateurs.

On ne peut donc dire que l'état maladif
soit le producteur d'une force quelconque;
car, en observant l'ensemble des phénomènes qu'il détermine, il est évident qu'il dé-
sorganise et détruit.

En effet, à la suite d'une maladie grave
ou prolongée, qui a ébranlé l'équilibre des
fonctions nerveuses, il s'opère dans la sécrétion des bulbes des désordres très-appré-
ciables.

Durant l'état morbide, quand la vitalité a été sérieusement atteinte, tous les organes importants semblent se mettre en lutte contre l'invasion du mal, et concourent simultanément à l'œuvre de réparation.

Leur suractivité ne peut alors se produire que par une absorption, à leur profit, de l'influx nerveux en circulation dans l'économie.

Or, l'état de maladie est déjà, par lui-même, une cause de diminution notable dans la somme d'innervation générale : toute la périphérie du corps, y compris le système veineux et artériel, perd donc une portion de sa vitalité.

Au moment de la convalescence, la circulation capillaire se ralentit, au point de déterminer souvent l'œdème qui fait gonfler les membres inférieurs et bouffir le visage. Ce phénomène a pour cause l'affaiblissement du principe électro-nerveux dans l'appareil circulatoire.

Le système pileux éprouve les mêmes modifications, mais les circonstances diffèrent.

Durant la première période d'une maladie, la vitalité n'est pas encore atteinte dans les régions dermoïdes, et l'accroissement des cheveux, par exemple, se continue à l'aide de matériaux antérieurement acquis. Mais durant la convalescence, si l'innervation générale a été trop universellement absorbée au profit du rétablissement de la santé, elle ne revient plus que progressivement, et avec trop de lenteur pour subvenir à la dépense nutritive des bulbes capillaires.

Si le sujet est jeune, d'un tempérament nerveux et énergique, l'innervation peut se rétablir avec promptitude. Le bulbe alors recouvre naturellement sa force de sécrétion et les cheveux se conservent; ou, s'ils ont été sérieusement atteints, le bulbe fournit rapidement à une réparation nouvelle.

Mais si le malade est débilité ou moins jeune, les cheveux ne se conservent pas; l'innervation se dépense isolément au profit de quelques bulbes, qui ne produisent que peu de poils complets; les autres ne produisent plus qu'un poil follet rudimentaire.

C'est alors que l'appareil pilifère s'appauvrit, que les trajets artériels et nerveux s'étiolent, dans une inaction qui peut devenir irrémédiable, en passant à l'état chronique.

En vain, dans ces circonstances comme dans toute autre, les procédés externes d'excitation et d'alimentation sont employés.

Les frictions et les moyens externes n'atteignent jamais le poil que dans sa partie inerte, et toute tentative de cette nature demeure infructueuse.

Il n'en est pas de même de l'application artificielle de l'électricité.

Si, pendant la convalescence, on fait agir l'influence électro-dynamique, la vitalité du bulbe persiste, malgré le défaut d'innervation.

Ce mode d'action a été tout dernièrement démontré devant vous par le docteur Duchesnes. Ce praticien a constaté qu'en localisant un courant électrique, il pouvait faire revivre des membres atrophiés, et arrêter l'atrophie des muscles paralysés, jusqu'à ce qu'un traitement interne eût pu leur rendre leur vitalité et leur innervation naturelle.

Les magnifiques résultats obtenus à l'aide des appareils des frères Berton nous ont donné la pensée d'appliquer à la vivification du derme et des bulbes le même genre d'électricité; mais, si faibles que soient les courants empruntés à ces instruments, ils intéressent l'encéphale.

Nous avons donc renoncé à ces épreuves, et la prudence défend de soumettre le cuir chevelu à un courant électrique, au moyen d'une machine quelconque.

L'électricité dynamique ne présente aucune des complications que peuvent faire appréhender les instruments que nous venons de signaler. Le courant qu'elle détermine est très-faible; son action, lente et continue; elle n'agit ni sur la peau ni sur les muscles : c'est la tige capillaire qui lui sert de conducteur.

Si parfaits que soient les appareils électriques, il est complétement impossible qu'ils fournissent, sur un point donné, un courant aussi minime; et, dans les nombreuses expériences que nous avons pratiquées depuis plusieurs années, il n'est pas survenu la plus légère inflammation cutanée, même chez les sujets dont le cuir chevelu avait été atteint grièvement par des maladies de la peau.

Nous dirons même, à cette occasion, que nous avons vu souvent le cuir chevelu se modifier d'une manière très-favorable.

Cette observation mérite d'être signalée aux spécialistes des affections cutanées.

VII.

INUTILITÉ DES MÉDICATIONS EXTERNES PAR LES
POMMADES OU LES LIQUIDES, ETC., POUR S'OPPOSER
A L'APPAUVRISSEMENT DES BULBES CAPILLAIRES.

L'observation anatomique et physiologique démontre, jusqu'à l'évidence, l'inutilité
des mille moyens que l'industrie multiplie
journellement pour combattre les appauvrissements capillaires.

Le bulbe seul a la puissance d'élaborer et
de choisir dans l'économie les éléments de

sa vitalité. C'est donc sur lui qu'il faut agir.

Or, par sa position profonde dans le derme, il est inaccessible à toute action extérieure.

« Le poil, dit Müller, n'ayant par lui-
« même aucune qualité absorbante, il est
« impossible de l'alimenter en le mettant en
« rapport avec aucune substance, fût-ce
« même les substances qui le composent :
« *matière animale, huile blanche con-*
« *crète, pigment, fer, oxyde de manga-*
« *nèse, phosphate et carbonate de chaux,*
« *de silice et de soufre.* »

(MULLER, Traité de physiologie, t. Ier.)

Les pommades les plus ingénieusement combinées avec ces éléments n'atteignent jamais l'appareil nutritif du poil.

La plus grande partie s'évapore et se perd entre les tiges capillaires ; l'autre est absor-

bée par les vaisseaux lymphatiques, qui n'ont
aucune communication avec l'appareil nutritif du bulbe.

Les cheveux, sous l'action d'un corps
gras, deviennent plus luisants et plus sou-
ples; mais il ne s'ensuit pas que leur appareil producteur soit modifié.

Il est absurde d'assimiler le cuir chevelu
à une sorte de terrain végétal qu'on peut alimenter par des liquides ou des matières onc-
tueuses. Que l'industrie préconise ses onguents
stériles, peu importe; toujours est-il qu'ils
ne dépassent point la cuirasse d'épiderme qui
enveloppe le bulbe. L'influx électrique seul
a la puissance de pénétrer jusqu'à la capsule
dermoïde et de féconder son appareil nutritif.

VIII.

DE L'ÉLECTRISATION DYNAMIQUE.

D'après ce que nous avons dit de la position du bulbe dans le derme, il semble que la nullité qui s'attache aux moyens externes doive atteindre également le procédé que nous employons, puisque son application est extérieure.

Nous pourrions d'abord répondre par des faits, mais l'observation physiologique est, à

elle seule, une démonstration de notre système; le mécanisme de son opération appar-
tient à la physique élémentaire.

A mesure que l'électricité se dégage, chaque cheveu devient un conducteur naturel
et, comme sur tous les conducteurs, les deux
espèces d'électricité se portent aux extrémités.

L'électricité négative s'échappe peu à peu
par l'extrémité libre du cheveu.

L'électricité positive est refoulée jusqu'à
l'extrémité arrondie insérée sur le bulbe;
elle s'y condense suivant les lois de la physique, et l'électrisation se produit alors avec
d'autant plus de certitude que le bulbe, par
sa construction, représente exactement le
condensateur.

Remarquons de plus que l'épiderme, en
enveloppant le bulbe comme un étui, porte
jusqu'au fond de la capsule l'électricité positive qui l'imprègne.

L'électro-dynamie agit plus énergiquement sur le cuir chevelu que partout ailleurs, et le duvet croît d'une manière incomparablement plus lente que le poil d'une certaine longueur et d'un certain volume. Cette particularité a sa raison anatomique. Le poil qui doit demeurer à l'état de duvet est, comme nous l'avons démontré, superficiellement inséré dans le derme, et son bulbe n'a pas l'organisation complète de celui qui doit produire la barbe ou les cheveux.

Il serait donc ridicule de croire qu'il suffirait de faire des applications de l'électricité sur une partie quelconque du corps pour y déterminer un développement pilifère anormal; car le poil ne peut croître là où le bulbe n'existe pas ou n'existe qu'à l'état rudimentaire.

L'électricité ne fait que rappeler la vitalité première et ne peut produire que le poil

normal, de même que l'électricité Duchesnes et Berton, en vivifiant un muscle, ne
peut exagérer son développement au delà
des limites naturelles.

Cependant, dans le cours de nos expériences, nous avons remarqué plusieurs fois que,
sous une action énergique de l'électricité, le
duvet, chez plusieurs sujets, s'était développé d'une manière considérable. Des phénomènes semblables ont été relatés dans diverses observations scientifiques.

(Voir aux observations des docteurs Bricheteau,
Duplessis, Schmit et Lambert.)

Quoi qu'il en soit, ces faits demeurent iso-
lés et exceptionnels, et, bien qu'ils corro-
borent nos principes, ils ne sauraient constituer une généralité.

Nous devons à M. Lambert les applications les plus ingénieuses de nos procédés
d'électrisation, et ses expériences nous ont

été d'un grand secours dans la réalisation de nos études, auxquelles il a pris une part active.

En se servant de ce système comme point de départ, il a conçu l'idée de donner aux cosmétiques en usage des propriétés électriques, et nous avons été surpris de l'action énergique de ses produits.

M. Lambert avait déjà étudié l'application des métaux à l'état solide, soit par plaques, soit en poudres, soit en tissus, mais il avait renoncé bientôt à ses tentatives.

Les métaux en nature ne peuvent exercer d'action que lorsqu'ils sont humectés par la transpiration, et encore faut-il que cette transpiration ait un principe acide. De plus, lorsqu'ils agissent, c'est à leur point de contact avec la peau, où ils occasionnent un afflux sanguin analogue aux sinapismes. Ce n'est donc pas comme électricité spéciale qu'ils agissent, mais comme révulsifs, tandis qu'un liquide contenant des métaux et imprégnant des tiges séparées détermine une électricité continue par le contact des tiges entre elles. Tels sont le but et le résultat de notre procédé.

Il est donc évident que, à la suite d'une influence morbide quelconque, l'innervation artificielle offre des ressources précieuses en rendant aux organes, progressivement et d'une manière continue, l'influx puissant qui leur manque.

Permettez-nous, Messieurs, d'étudier à ce point de vue, dans la généralité des phénomènes pathologiques, quelques faits principaux tels que : la grossesse, l'accouchement, les excès, les maladies syphilitiques, la vieillesse, etc.

IX.

DES DÉSORDRES PRODUITS DANS LES SÉCRÉTIONS
DU CUIR CHEVELU, A L'ÉPOQUE
DE LA GROSSESSE ET DE L'ACCOUCHEMENT.

Toutes les fois qu'il s'opère un grand changement dans l'économie, comme à l'époque de l'accouchement chez la femme, si des désordres, même de peu de gravité, viennent compliquer la situation, la calvitie peut avoir lieu rapidement.

Durant la grossesse et après l'accouchement, il se produit, chez la plupart des femmes, des modifications nerveuses en grand nombre, et quelquefois assez graves pour modifier les tempéraments. Dans cette situation, la vitalité des cheveux est déjà compromise; et s'il survient, comme il arrive fréquemment, une sécrétion abondante de sueurs par les glandes qui entourent le bulbe, les cheveux, déjà attaqués dans leur vitalité, ont peine à résister à cette dénudation et peuvent tomber par poignées, sans qu'il y ait eu réellement une cause maladive.

Les moindres accidents qui compliquent la grossesse et l'accouchement sont une surexcitation fébrile et des transpirations excessives. Or, il suffit de ces causes pour déterminer les désordres qui frappent habituellement la vitalité des cheveux chez les femmes en couche.

Les précautions les plus minutieuses sont insuffisantes à combattre ces accidents, car l'appareil pilifère, par sa position dans le derme, est inaccessible.

L'électricité seule donc a la puissance de pénétrer jusqu'à ses profondeurs vasculaires; aussi est-il possible de prévenir avec certitude les accidents du cuir chevelu, en soumettant le sujet à une période d'innervation électrique, un mois avant l'accouchement et quinze jours après.

Si, cependant, les complications de l'accouchement ou des sueurs trop abondantes ont compromis gravement les bulbes, les cheveux tomberont en partie, mais l'électricité fournira rapidement à une reproduction nouvelle.

L'état de grossesse était un sujet intéressant d'expérimentation; mais il est une situation bien autrement grave, et dont les cau-

ses destructives sont d'autant plus redouta-
bles qu'elles agissent d'une manière continue ; nous voulons parler des maladies
syphilitiques.

X.

De tous les accidents qui frappent la vitalité du derme et des bulbes, celui qui a opposé le plus de résistance à nos épreuves, c'est la syphilis, cette contagion terrible, qui souvent dénature, jusqu'à la quatrième génération, les tempéraments et les organes.

Les affections syphilitiques, à leur période secondaire et surtout à leur période tertiaire, atteignent le derme dans toute son étendue et altèrent profondément le bulbe.

Le cheveu perd alors sa base de sustentation; la pulpe colorante est trop molle pour maintenir l'implantation de la gaîne cornée, dont la vie organique s'est éteinte, et le cheveu tombe spontanément ou sous la plus légère action extérieure, telle que le froissement du peigne ou de la main.

Détruire la cause qui atteint la peau dans sa constitution ou sa vitalité, est sans doute le moyen logique et sérieux de s'opposer à cette dévastation; mais, si les ravages ont été graves, la guérison du cuir chevelu est toujours plus ou moins incomplète, et le principe syphilitique a pu altérer, quelquefois à tout jamais, la constitution organique du bulbe.

Si actifs que soient les moyens de réparation, l'économie les absorbe sans recouvrer sa force de réaction, du moins pendant un intervalle prolongé. Cet intervalle constitue, dans les fonctions épidermiques, une période d'atonie fort dangereuse, et dont l'état chronique persiste obstinément.

Cependant nous avons observé, dans des cas nombreux, que des applications électriques ont eu la puissance d'entretenir la vitalité du bulbe, jusqu'à ce qu'un traitement général eût fait disparaître le principe de la maladie, et permis à l'influx nerveux de reconstituer la vie première dans les bulbes.

Aux désordres maladifs qui modifient ou altèrent les sécrétions épidermiques, il faut joindre les effets de l'âge.

Sous l'influence des années, les vaisseaux s'oblitèrent ou s'indurent, la circulation se ralentit, le sang est moins riche, l'influx électrique, moins actif, et la vitalité se modifie progressivement.

L'action du temps est lente, mais elle s'exerce sur les organes superficiels, comme l'action morbide. C'est toujours la concentration des forces nerveuses au profit des organes importants de la vie, et la diminution progressive du rayonnement électrique sur les appareils délicats contenus dans le derme.

Il est donc évident que l'innervation artificielle et continue doit être ici un puissant auxiliaire contre l'oblitération des vaisseaux épidermiques et l'atonie des trajets nerveux.

XI.

La décoloration est un phénomène particulier et tout à fait étranger à la chute du cheveu : c'est un des faits les moins expliqués de l'histoire physiologique.

Nous devons à nos expériences d'innervation artificielle d'avoir pu nous rendre compte de cet intéressant phénomène ; nous

S.

en avons reconnu la source, en observant
l'action de l'électricité sur l'appareil nutritif du bulbe ; notre démonstration ressort
du mécanisme anatomique.

Le nerf qui se rend au bulbe capillaire
renferme, comme nous l'avons dit, des
fibres chargées de deux fonctions distinctes :
de là l'isolement de ces deux fonctions dans
une même partie, l'une produisant le cheveu, l'autre, la substance colorante.

On peut remarquer que la vieillesse, une
prédisposition particulière, des chagrins,
des travaux excessifs, certaines névralgies,
des émotions très-vives, peuvent atteindre
l'une de ces fonctions sans toucher l'autre,
et le cheveu peut cesser de se colorer, tout
en continuant à croître.

Les accidents qui se produisent alors sont
fort curieux, car, pour tous, la canitie ne
s'accomplit pas d'une manière identique ;

quelquefois elle est progressive, et voici comment :

Le nerf affecté à la sécrétion de la substance colorée perdant peu à peu de son courant électrique, la matière colorante se sécrète incomplétement, et, comme le cheveu conserve sa vitalité par sa substance corticale, son accroissement continue, mais une partie de son tube cesse d'être colorée.

Il se produit alors un fait particulier aux phénomènes *capillaires*.

La substance colorante dont le cheveu est imprégné, ne recevant plus d'alimentation, commence à abandonner l'étui cortical, soit par la pointe, soit par la base, soit par le centre, soit même par intervalles irréguliers, comme nous l'avons observé quelquefois.

La décoloration ou canitie ne s'effectue pas seulement lorsque l'âge est la cause occasionnelle de l'altération électrique nerveuse, elle peut être la suite de plusieurs affections morbides, complétement étrangères aux ravages du temps.

Une émotion profonde, une commotion très-puissante peuvent détruire, momentanément ou d'une manière définitive, toute une série de fonctions nerveuses.

Il se présente alors deux alternatives :

Ainsi, bien qu'une impression vive et momentanée absorbe, à son profit, une quantité considérable de l'agent électrique, si cependant les trajets nerveux correspondant aux organes n'ont pas été modifiés profondément, ils peuvent, lors de la réaction, fournir à la réparation générale.

Mais si, au contraire, la commotion venant à se prolonger dépense, dans son ébranlement, l'électricité nécessaire à la réparation, et si, d'autre part, les filets nerveux ont été gravement atteints, cette réparation ne peut avoir lieu.

C'est ainsi que divers sujets deviennent fous, d'autres perdent la sensibilité d'un membre, ou subissent des désordres organiques plus ou moins sérieux. Sous des influences de cette nature, on voit fréquemment des femmes perdre la sensibilité d'une partie de la peau.

Il est donc concevable que la même cause atteigne dans sa vitalité la sécrétion pigmentaire. Cette opinion est d'autant plus rationnelle, que le cuir chevelu est voisin du cerveau, aux irradiations duquel il doit ses nerfs nutritifs.

Or, l'influx nerveux se trouvant spontanément arrêté, il s'opère, comme nous l'avons indiqué, de la part de tous les liquides colorants, un mouvement de retrait vers l'intérieur, qui laisse à vide l'étui corné dans sa blancheur transparente.

C'est ainsi qu'après une nuit d'angoisses terribles et de commotions violentes, la reine Marie-Antoinette apparut à la barre de la Convention avec des cheveux blanchis.

Dans ces circontances, il s'est donc produit ou une modification irréparable dans la sécrétion colorante du bulbe, ou un simple arrêt de l'influx nerveux. Dans le premier cas, le mal est sans remède ; dans le second, au contraire, l'appel réitéré de l'influx nerveux peut rétablir graduellement la sécrétion de la substance colorante et détruire la canitie.

Les bizarreries de coloration relatées par Boyer et Alibert ont ici leur raison physiologique. Elles procèdent évidemment de la surexcitation ou de l'atonie du principe innervateur.

Ces aperçus physiologiques sur la canitie éclairent les observations citées par Bichat, au sujet des animaux dont le pelage se colore périodiquement sous l'influence électrique générative.

Nos expériences réitérées, en nous découvrant le principe physiologique de la coloration et de la décoloration des poils, nous ont démontré la puissance considérable de l'électricité artificielle, dans le cas où l'appareil nerveux du bulbe n'est pas entièrement détruit.

Remarquons que l'altération de la sécrétion cutanée n'entraîne pas l'altération de la sécrétion médullaire et, par conséquent, la décoloration du poil. Nous avons démontré que ces deux fonctions étaient distinctes.

Chez un homme jeune, quand les cheveux tombent, ils sont imprégnés de matière colorante.

La substance pigmenteuse se dessèche dans les lames transparentes de la matière cornée, et leur couleur est préservée par la surface extérieure et, pour ainsi dire, vernissée de la gaîne corticale. Ce phénomène a sa raison physique.

Nous avons à notre disposition des faits nombreux et précis, qui attestent la sécurité et l'énergie de l'innervation artificielle.

Pendant plusieurs années, nous avons suivi des expériences multipliées, afin d'étudier l'action comparative des substances que nous avons employées.

Il serait trop long d'entrer ici dans le détail des phénomènes qui se sont révélés, suivant la variété des substances dont nous avons fait usage. Toujours est-il que le résultat ne s'est jamais démenti.

L'action électrique a pu varier du plus au moins, suivant les agents et les combi-

naisons que nous avons essayés, mais le succès a confirmé toutes nos épreuves.

Nous nous bornerons à citer quelques
faits principaux, qui les généralisent.

Cette étude des bulbes pilifères et de leur
suractivité par l'électro-dynamie servira
peut-être à démontrer le rôle considérable
de l'électricité dans les fonctions de la peau.

Ce principe a déjà été l'objet d'applications fort ingénieuses ; il éclaire l'histoire
physiologique du derme et l'obscur chaos
des maladies cutanées.

La chimie industrielle en a déjà tiré des
conséquences sérieuses ; mais ce n'est pas
seulement une mine ouverte dans le laboratoire des recherches élégantes, c'est encore un aperçu profond, qui s'offre aux travaux thérapeutiques.

Aussi ne venons-nous point à vous,

Messieurs, comme des moissonneurs, mais comme de simples voyageurs dans une terre nouvelle.

XII.

Mme L. d'Héroville, à Berlin, après une couche laborieuse, suivie d'une longue maladie inflammatoire, avait perdu la plus grande partie de ses cheveux ; les régions frontale et pariétale surtout avaient été spécialement atteintes.

Le docteur X..., qui soignait Mme d'Héroville, lui avait fait espérer que ces accidents n'auraient pas de suites. Cependant Mme d'Héroville était entièrement rétablie et, malgré des soins multipliés, ne parvenait point à combattre une calvitie imminente.

Les cheveux furent coupés et repoussèrent aussi rares ; quelques poils rudimentaires apparaissaient à peine dans les intervalles dénudés du cuir chevelu.

Plus d'une année s'était écoulée sans amélioration, lorsque nous fûmes mis en rapport avec Mme d'Héroville. Nous constatâmes sur le crâne des surfaces dégarnies et presque entièrement lisses, mais la peau offrait encore à la loupe les petits goulots des capsules dermoïdes. D'autre part, elle conservait assez d'épaisseur pour nous donner lieu de croire que la constitution du derme n'avait point été atteinte d'une manière irrémédiable. Il nous parut donc possible que les bulbes paralysés n'eussent pas encore perdu toute vitalité.

Pendant trois mois, la malade se soumit à nos expériences. Tous les deux jours, durant le premier mois, nous fîmes l'application de notre procédé, matin et soir; tous les trois jours, pendant le second mois; et enfin tous les six jours, pendant le dernier. Aucun résultat ne s'étant manifesté, nous renonçâmes au traitement.

Cependant Mme d'Héroville, avec l'illusion du désir, croyait à une amélioration. Elle continua, en notre absence, les épreuves que nous avions commencées, et, deux mois après, elle vint nous supplier de reprendre nos électrisations.

Cette fois, ce n'était plus une erreur : des poils nombreux et fins recouvraient les parties dénudées. On les voyait distinctement implantés dans les orifices épidermiques, qui n'offraient, à la loupe, deux mois avant, que des points noirâtres.

Sous l'action de l'influx électrique, ces nouveaux cheveux s'accrurent sensiblement; mais, par une singularité qui nous surprit dans le principe, ils paraissaient d'un blond très-clair, presque blancs, et Mme d'Héroville était brune.

Les cheveux de cette dame étaient alors assez courts; nous la décidâmes à les couper de nouveau, très-près de la peau, avec des ciseaux courbes, et nous continuâmes nos applications électro-dynamiques. Cette fois, ils repoussèrent égaux et serrés. Cependant nous pûmes observer une légère différence de coloration entre les nouveaux cheveux et ceux dont les bulbes n'avaient pas souffert. Deux ans après, Mme d'Héroville avait recouvré ses cheveux dans toute leur force.

Ce fait d'une coloration moins prononcée dans les poils nouveaux produits par l'action électrique est une conséquence naturelle de l'appauvrissement de l'appareil dermoïde, comme l'expérience nous l'a démontré.

La sécrétion de la matière colorante médullaire est l'opération la plus subtile du bulbe, et celle dont les organes sont les plus délicats. L'étude physiologique vient à l'appui de cette observation. Il n'est donc pas surprenant que, chez Mme d'Héroville, la sécrétion colorée ait repris la dernière toute sa vigueur.

Ce fait, qui s'est renouvelé très-fréquemment sous nos yeux, est une preuve manifeste que l'électro-dynamie exerce une puissance fort active sur les organes de la coloration du système pilifère.

DEUXIÈME OBSERVATION.

Nous avons à produire un exemple bien autrement concluant, et qui rentre complétement dans les observations relatées par Müller, Alibert et Cruveilhier, relativement au rétablissement de la sécrétion colorée, après une canitie momentanée.

On nous pardonnera d'entrer dans quelques détails préliminaires : ils sont l'explication naturelle des phénomènes morbides dont l'action a déterminé les désordres que nous avons observés et combattus.

Mme C... habitait la Hongrie, lors des troubles de 1848 ; son mari avait pris une part active au mouvement révolutionnaire, et Mme C... était passée subitement de la sécurité du foyer de famille aux agitations de la guerre civile.

Compromise et incarcérée, Mme C... dut croire que son mari faisait partie d'une exécution militaire dont le bruit parvint jusqu'à elle.

Nous connaissions Mme C..., et nous la vîmes plus tard, à Paris ; elle nous raconta qu'à la suite des émotions violentes qui l'avaient frappée, ses cheveux étaient devenus gris sur presque toute la région frontale, et que, dans l'espace de quinze à vingt jours, ils étaient tombés en si grande abondance,

que des places entières d'une largeur d'un et
de deux centimètres étaient à nu.

A cette époque, nous avions déjà com-
mencé la série de nos expériences d'innervation artificielle. Nous ne considérions pas
Mme C... comme un sujet possible d'expérimentation : les ravages étaient considérables, compliqués de canitie, et de date trop
ancienne. Cependant, moins pour tenter une
épreuve que pour satisfaire à des instances
réitérées, nous soumîmes Mme C... aux applications électro-dynamiques.

Pendant six mois d'une électrisation très-
énergique, aucun résultat appréciable ne s'é-
tait produit. Mais, comme nous voyions journellement Mme C..., nous prolongeâmes nos
expériences, en mettant moins d'intervalle
dans les applications du liquide électrique.
Trois mois après, des poils rudimentaires
et châtains apparurent sur les surfaces dé-

nudées; ils s'accrurent avec rapidité sous l'action des liquides.

Mme C... s'étant alors décidée à couper ses cheveux, et ayant continué avec une exactitude scrupuleuse les lotions électro-dermoïdes, les parties dépouillées se regarnirent de telle sorte, qu'il était impossible de les reconnaître.

Le phénomène le plus caractéristique de cette guérison consiste dans la coloration intense que prirent les cheveux de Mme C., après une canitie dont la progression était sensible.

Néanmoins, après un voyage qui tint Mme C... éloignée de Paris durant dix-huit mois, nous remarquâmes, à son retour, que ses cheveux étaient passés du noir intense au châtain foncé; nous voulûmes nous rendre compte de cette variation de nuance, et savoir si elle dépendait de l'état général de

l'organisme ou d'un défaut d'activité des sécrétions pilifères ; les électro-dermoïdes furent appliqués de nouveau et, quatre mois
après, les cheveux de Mme C... avaient
repris toute la vigueur de leur coloration.

Ce fait n'est point unique : il s'est ren-
contré assez fréquemment dans nos expériences ; mais l'état de Mme C... au moment de nos épreuves, les complications
de calvitie et de canitie, la date déjà ancienne de cette situation morbide du cuir
chevelu, tout, en un mot, concourait à
rendre douteux le succès de nos tentatives,
et il fallut que l'électricité exerçât une action bien énergique sur les bulbes paralysés
pour rétablir leurs fonctions, après des
ravages aussi considérables.

Les cas de calvitie partielle arrêtée par
les électro-dermoïdes, à la suite de maladies,
d'affaiblissement, de fatigues, sont trop

nombreux pour que nous en fassions ici la description ; les cas les plus intéressants sont ceux qui proviennent des affections syphilitiques.

Nous citons un des faits les plus concluants.

M. H..., dans un voyage en Espagne, avait été atteint d'une affection syphilitique des plus graves. Des soins inintelligents et une insouciance imprudente ruinèrent sa santé et détruisirent son tempérament. De retour en France, le docteur Ricord parvint à le rétablir, mais sans pouvoir faire disparaître les traces de l'affreuse maladie qu'il avait gardée si longtemps.

Parti de France jeune et plein de force, il était revenu usé et vieilli. Ses cheveux, autrefois bruns et abondants, étaient devenus rares, grêles et continuaient toujours à tomber.

M. H... voyait avec chagrin s'accroître cette calvitie précoce. Vainement les ressources ordinaires avaient été employées : la tête avait été rasée plusieurs fois, toujours sans résultat. Cette opération paraissait même avoir porté atteinte à la vitalité des bulbes, car, chaque fois qu'elle avait été répétée, les cheveux repoussaient avec une lenteur plus appréciable.

Telle était la situation de M. H..., quand nous lui proposâmes d'expérimenter les lotions électriques ; elles furent appliquées de la manière suivante :

1° Lotion durant huit jours, matin et soir; quatre jours d'intervalle.

2° Lotion, matin et soir, durant quinze jours; huit jours d'intervalle. Pendant ces huit jours, nous fîmes appliquer, chaque matin, une pommade à base électrique, composée par M. Lambert.

3° Lotion, chaque soir, durant dix jours; puis quinze jours d'intervalle, avec frictions quotidiennes de pommade électrique. A dater de cette période, les lotions furent appliquées à une distance de trois semaines, durant huit jours consécutifs, et, pendant les intervalles, nous prescrivîmes la pommade électrique à un degré inférieur. Dès lors, des poils rudimentaires apparurent; nous les coupâmes avec des ciseaux courbes, plusieurs fois, et le traitement fut continué.

A l'expiration du sixième mois, M. H...

avait recouvré la presque totalité de ses cheveux, dont la nuance cependant lui paraissait moins foncée.

Quinze mois après, leur coloration avait pris une intensité très-remarquable, et leur implantation était d'une solidité parfaite.

M. H... avait continué les lotions électriques durant huit jours, à deux mois de distance, et il nous a assuré que, depuis lors, il n'avait éprouvé aucun des accidents de chute momentanée qu'entraînent les changements de saison ou l'assiduité du travail.

Nous insistons sur une observation que nous avons déjà mentionnée.

En appliquant les lotions électriques immédiatement après une maladie ou suite de couches, ou avant la saison où les cheveux ont l'habitude de tomber, nous avons réussi, dans la presque totalité des cas, à prévenir la calvitie partielle.

Nous disons la presque totalité, car il arrive parfois, dans les maladies graves, pendant les couches surtout, que les organes sécréteurs ont été trop sérieusement atteints pour permettre aux cheveux de conserver leurs qualités vitales. Ils deviennent alors, dans la cavité des bulbes, des corps étrangers, que le moindre mouvement tend à expulser; car ils n'adhèrent plus qu'imparfaitement au cône pulpeux qui les fixe et les nourrit.

Quand l'influx nerveux reprend son équilibre, le cheveu nouvellement produit finit par déraciner l'ancien, et celui-ci tombe, comme un ongle malade, chassé définitivement de sa matrice par l'ongle de nouvelle production qui apparaît à sa place.

FIN.

9 782013 487115